SOCIÉTÉ D'HYDROLOGIE MÉDICALE DE PARIS

Séance du 24 Avril 1911

HORO-RADIOACTIVITÉ

ET

Débit gazeux

DES

Sources Minérales

Par M. FRENKEL

Vice-Président de la Société d'Hydrologie Médicale de Paris

ÉDITION DE LA *GAZETTE DES EAUX*

PARIS 1911

SOCIÉTÉ D'HYDROLOGIE MÉDICALE DE PARIS

Séance du 24 Avril 1911

HORO-RADIOACTIVITÉ

ET

Débit gazeux

DES

Sources Minérales

Par M. FRENKEL

Vice-Président de la Société d'Hydrologie Médicale de Paris

ÉDITION DE LA *GAZETTE DES EAUX*

PARIS 1911

DÉBIT LIQUIDE
DÉBIT GAZEUX
ET
HORO-RADIOACTIVITÉ
DES SOURCES MINÉRALES

Par M. FRENKEL

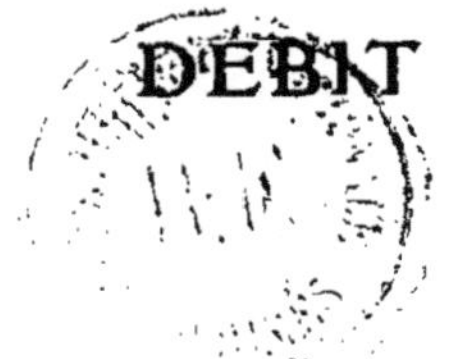

Le débit liquide d'une source minérale est un élément essentiel de son exploitation.

Le débit liquide déterminé au moyen des jaugeages précis est connu à peu près pour toutes les sources exploitées. L'importance économique du débit liquide est évidente : c'est de lui que dépend l'ampleur des installations, la fréquentation possible de la station et l'exportation de l'eau embouteillée.

Mais considérez le médecin d'une ville d'eau en face d'un malade isolé. Ce qui l'intéressera, c'est la dose de boisson et le volume d'eau nécessaire pour le bain, la douche ou la piscine.

La composition de l'eau étant connue, on calcule facilement les quantités d'ingrédients administrés en application interne ou externe.

Si l'eau est radioactive et si le chiffre de la radioactivité est connu, il est facile de calculer l'équivalence en émanation du radium, du volume d'eau employé en boisson ou en bain, en ayant présent à l'esprit que le chiffre exprimant la radioactivité se rapporte, par une convention, à dix litres d'eau. Dans tous ces calculs, le débit général de la source ne joue aucun rôle.

Que le débit soit grand ou petit, chaque malade reçoit la dose utile d'eau, et ni dans la classification des eaux, ni dans les indications thérapeutiques, le débit liquide d'une source n'entre pour rien.

Il en est tout autrement du débit gazeux. S'il est vrai que l'eau aussi bien que les gaz jaillissent spontanément à l'émergence de la source, le malade se trouve dans une situation tout à fait différente vis-à-vis de l'un ou l'autre de ces deux éléments. Tandis qu'il reçoit l'eau en quantité voulue et mesurée, il *subit* l'influence du gaz sans pouvoir en varier ou modifier son volume.

Si les gaz sont plus ou moins radioactifs, s'ils contiennent plus ou moins d'acide carbonique ou d'azote ou d'hélium ou d'autres gaz rares, le malade subit leur effet total parce qu'il n'est pas en son pouvoir d'arrêter ou d'activer leur dégagement, de régler en un mot leur débit et de doser ainsi leur administration.

Arrêtons-nous à la radioactivité des gaz spontanés qui est l'élément ayant dans ces dernières années le plus attiré l'attention des hydrologues. Comment exprime-t-on sa valeur numérique ? Le chiffre de la radioactivité d'une source est celui du nombre de milligrammes de bromure de radium qui, placé dans 10 litres d'air, s'il s'agit de gaz, dans 10 litres d'eau, s'il s'agit d'eau, et y séjournant pendant 1 minute, charge les dix litres d'air ou les dix litres d'eau d'une quantité d'émanation égale à celle qui se trouve dans 10 litres d'eau ou de gaz spontanés de la source considérée ; ou bien encore (ce qui revient au même) le chiffre de la radioactivité est celui du nombre de minutes pendant lequel il faudrait laisser séjourner 1 milligramme de bromure de radium dans 10 litres d'eau ou d'air pour charger ce volume d'une quantité d'émanation égale à celle qui se trouve dans 10 litres d'eau ou de gaz de la source.

Mais cette indication numérique néglige de tenir compte d'une circonstance, essentielle pour l'appréciation de la radioactivité des gaz spontanés. Le chiffre courant de la radioactivité ne nous dit pas *combien de temps, heures, minutes ou secondes la source met à produire au jour ces 10 litres de gaz*. Et le manque de l'indication du débit gazeux rend illusoire toute tentative de classification des stations dans l'ordre de leur radioactivité croissante ou décroissante. .

Prenons des exemples.

Prenons une station réputée pour le chiffre élevé de sa radioactivité, par exemple Plombières. Dans le tableau de la radioactivité des sources françaises, la source Vauquelin, de Plombières, occupe le troisième rang (après La Bourboule et Luchon) avec son chiffre de 14,9 pour la radioactivité de 10 litres de ses gaz spontanés. Mais le débit gazeux de la source Vauquelin, de Plombières, est de 17.520 litres par an ou de 2 litres par heure. La source met donc 10 : 2 = 5 heures à produire ces 10 litres de gaz.

En une heure, la quantité absolue de radioactivité mise à jour et répandue dans l'atmosphère sera donc pour la source

Vauquelin, de Plombières $\dfrac{2 \times 14,9}{10} = 2,98$. J'appelle cette valeur l'*hororadioactivité*.

Prenons, d'autre part, une station figurant dans les tableaux avec un chiffre peu élevé de radioactivité, par exemple Néris. 10 litres de gaz spontanés de la source César, de Néris, ont une radioactivité de 0,92, c'est-à-dire 16 fois plus faible que la source Vauquelin, de Plombières. Mais le débit gazeux de la source César est de 3,504,000 litres environ par an ou de 400 litres environ par heure. Elle met donc $\dfrac{10}{400} = \dfrac{1}{40}$ d'heure ou une minute et demie seulement à produire les 10 litres de gaz. La quantité absolue de la radioactivité mise à jour et répandue dans l'atmosphère en une heure ou son *hororadioactivté* sera donc pour la source César, de Néris $\dfrac{400 \times 0,92}{10} = 36,8$, c'est-à-dire 12 fois plus que pour la source Vauquelin, de Plombières.

Pour toute source productrice de gaz radioactifs, on se trouve ainsi en présence de deux chiffres : l'un exprime la radioactivité de 10 litres de gaz et reste complètement muet sur la vitesse de production de ces 10 litres de gaz ; l'autre chiffre, celui que j'établis en tenant compte du débit gazeux, indique la radioactivité effective déversée et répandue dans l'atmosphère de la station pendant 1 heure.

Je me place à présent au point de vue d'un médecin hydrologue et je vous demande : qu'est-ce qui vous intéresse dans le chiffre de la radioactivité gazeuse ?

Est-ce un chiffre abstrait se rapportant à un volume dont vous ignorez la provenance dans le temps ou est-ce une valeur tangible qui résume une quantité effective de radio-activité dans une unité connue de temps ?

C'est évidemment sa valeur dans l'unité de temps qui est pour vous pratiquement la plus intéressante, car, *cæteris paribus*, votre malade respirera d'autant plus d'émanation radioactive que le débit gazeux de la source est plus grand. Et quand je dis que le malade respirera les gaz radioactifs, je songe à un ordre d'idées que j'ai eu l'honneur d'exposer devant vous il y a deux ans.

J'attirais alors votre attention sur l'état particulier de l'air aux buvettes, à proximité des buvettes et autour des baignoires, état particulier résultant, entre autres causes, du fait que l'air atmosphérique, habituellement mauvais conducteur de l'électricité, devient un excellent conducteur s'il est soumis à l'influence d'un corps radioactif. J'ai la satisfaction d'apprendre, par des communications de M. Piatot, notre si distingué collègue, que mes idées ont été confirmées par les expériences de M. Guillaume, membre de l'Institut, et de M. Hanriot, collaborateur de M. Laborde, dans le laboratoire de Mme Curie.

On peut donc affirmer que là où les sources déversent dans l'atmosphère des gaz radioactifs, l'air des stations est ionisée et que les malades respirent dans ces stations un air qui diffère essentiellement de l'air ordinaire puisqu'il est déjà, par son ionisation, devenu bon conducteur d'électricité.

Et, dès lors, puisqu'il s'agit de respiration, fonction essentiellement liée à l'idée de temps, de fréquence et d'ampleur,

pour caractériser quantitativement la radioactivité des gaz
spontanés qui viennent se mêler à l'atmosphère destinée à
la respiration des malades, il est indispensable, me semble-
t-il, d'adopter ce nouveau chiffre de radioactivité qui con-
tient la valeur réelle du débit gazeux. A quoi sert au point
de vue thérapeutique, la connaissance du chiffre de la radioactivité de 10 litres de gaz quand on ne sait pas si cette
radioactivité mettra une minute ou une heure à pénétrer
dans les poumons du malade.

C'est un peu comme si vous jugiez de l'intensité de la
glycosurie ou de n'importe quelle autre élimination nor-
male ou anormale, d'après un dosage effectué sur un échan-
tillon d'urine et que vous rapportiez le chiffre trouvé au
litre sans tenir compte du volume excrété dans l'unité du
temps.

Direz-vous qu'un malade est plus fortement glycosurique
qu'un autre parce que le premier excrète, par exemple, 40
grammes de sucre par litre d'urine, tandis que le second
n'en fournit que 20 gr. ? Et affirmerez-vous que le premier
a une glycosurie double de celle du second ? Evidemment
non, parce que si le premier avec ses 40 grammes par litre
n'élimine qu'un litre par jour et le second produit, avec ses
20 grammes, 4 litres, vous direz que c'est le second qui présente une glycosurie 2 fois plus forte.

Eh bien, l'analogie de cet exemple avec la radioactivité
des gaz spontanés est complète. Je ne veux nullement dire
par là que la connaissance du pourcentage, de la concentra-
tion, en un mot, de la valeur relative de la radioactivité
aussi bien que des composés gazeux soit sans intérêt. Au
contraire, elle est importante, elle est à la base de toute

détermination comme le dosage d'un élément quelconque rapporté à l'unité du volume ou à l'unité du poids. Mais sans le chiffre du débit, du rendement, vous ne saurez ni la richesse en or d'une mine, ni la richesse en radioactivité d'une station thermale.

Et si la richesse d'une source en eau présente un intérêt énorme, mais intérêt économique principalement, la connaissance de la richesse en radioactivité gazeuse est absolument indispensable au médecin au point de vue thérapeutique.

Toutes ces réflexions m'ont amené à entreprendre l'élaboration d'un nouveau tableau de radioactivité. Ce tableau est encore très incomplet, à l'heure actuelle, pour une raison très simple et très regrettable : c'est que nous ne connaissons le débit gazeux que d'une quinzaine environ de sources françaises.

J'ai calculé pour ces sources le nouveau chiffre de radioactivité que je désigne par HORORADIOACTIVITÉ et dont la formule est

$$\frac{D \times R}{10}$$

où D est le débit gazeux en litres par heure,
où R est la valeur courante de la radioactivité pour 10 litres de gaz spontanés, telle qu'elle figure dans les tableaux actuels.

J'ai l'honneur de vous soumettre ce nouveau tableau.

Sources	Dg Débit gazeux total par Heure — Litres	Dg — Centim. cubes	Détail du débit Gazeux (par heure) — Gaz carbonique Litres	Gaz carbonique Centim. cubes	Azote Cent. cubes	Oxygène Centim. cubes	Gaz rares au Bloc Centim. cubes	Hélium Centim. cubes	Composition (pour 100 du volume) — Gaz carbonique	Azote	Oxygène	Gaz rares au Bloc	Hélium	Temps (10 litres de gaz) Heures	Minutes	Secondes	R Radioactivité	R×Dg/10 Horo-radioactivité
Vichy Célestins	5683	—	5618	—	58 lit.	218	851	?	98,85	1,13		0,015	?	—	—	6,3	0,216	122,75
" Boussanges	4830	—	4666	—	182 lit.	0,91	1932	184	96,6	3,77		0,04	0,0038	—	—	7,4	0,082	39,61
" Chomel	3093	—	2665	—	315 lit.	986	3585	37	86,15	13,72		0,12	0,0013	—	—	11,6	0,56	173,19
" Hôpital	1207	—	1066	—	140 lit.	133	1086	15	88,3	11,61		0,09	0,0012	—	—	29,8	0,019	2,29
" Grande Grille	1066	—	914	—	151 lit.	—	1062	?	85,70	14,19		0,10	?	—	—	33,8	0,041	4,37
" Lucas	634	—	627	—	6 lit.	847	63	?	98,90	1,08		0,01	?	—	—	56,8	0,23	12,68
" Parc	142	—		—	?	?	?	?	?	?		?	?	—	4	12	0,20	2,84
Luxeuil Grand Bain	4	260	—	15	4101	0	91	33	0,6	96,25	0	2,11	0,77	1	19	24	0,50	0,21
Eaux-Bonnes Source Vieille	1	250	0	—	1124	0	18	8	0	98,20	0	1,80	0,613	8	—	—	0,60	0,08
Néria Source César	400	—	47	200	344 lit.	0	8640	4240	11,86	86,82	0	2,16	1,06	—	1	30	0,92	36,80
Luxeuil Source des Dames	2	600	—	12	1523	0	54	23	0,83	97,06	0	2,09	0,87	3	50	24	1,24	0,32
Maizières Source Romaine	2	10	—	6	1858	17	128	107	0,3	92,45	0,86	5,34	6,39	4	58	12	1,48	0,30
Bourbon-Lancy Source de Lymbe	62	500	1	750	57835	1308	2000	1150	2,8	91,96	2,22	3,02	1,84	—	9	36	1,06	12,88
Plombières Source N° 3	1	640	traces	traces	1549	61	24	5	traces	94,50	3,70	1,78	0,292	6	4	48	13,60	2,23
" Source Vauquelin	2	—	—	4	1956	traces	40	5	0,20	97,75	traces	2,03	0,258	5	—	—	14,90	2,98
Ax Source Viguerie	64	—	0	—	63008	0	930	62	0	98,45	0	1,453	0,097	—	9	22	2,32	4,85
Bains-les-Bains Source Savonneuse		558	traces	—	528	16	6	1	traces	94,07	4,69	1,042	0,198	17	42	—	3,52	0,19

J'ai pensé qu'il n'était pas pratique de rapporter le débit gazeux et la radioactivité à une période de 24 heures, comme cela se fait pour le débit liquide et j'ai préféré choisir l'heure pour unité du temps. Les volumes des gaz et les chiffres de la radioactivité deviennent ainsi des valeurs plus facilement saisissables et les rapports entre ces valeurs et la durée habituelle des pratiques médicales plus simples.

En dehors de la radioactivité, j'ai calculé encore pour les sources à débit gazeux connu le débit des corps gazeux déversés dans l'atmosphère dans l'espace d'une heure, et aussi pour rendre plus saisissant l'inconvénient du chiffre de la radioactivité se rapportant à 10 litres de gaz, j'ai placé, dans une colonne du tableau, le temps nécessaire pour la production de ces 10 litres.

Il ne faut pas attribuer aux chiffres du tableau une rigidité absolue.

J'ai voulu établir un plan de travail et une méthode. Les données numériques de mon tableau résultent des calculs faits avec des documents dignes de foi. Mais il y a lieu de considérer que la constante de temps de l'émanation du radium n'est pas exactement de 4 jours, mais de 3,85 jours, ce qui peut modifier le chiffre de la radioactivité à l'émergence, quand la détermination a été faite exactement 4 jours après le puisement et ramenée à la valeur double. Ensuite, la radioactivité relative et le débit gazeux peuvent subir des variations et, peut-être, des oscillations périodiques.

C'est tout un champ nouveau à explorer. Il faudrait installer dans les stations des laboratoires, des sortes d'observatoires de radioactivité. Les documents qui y seraient recueillis combleraient de grandes lacunes dans l'hydrologie.

Ensuite, pour l'évaluation de la hororadioactivité d'une station, il ne faut pas oublier que toutes les sources de la même station contribuent à enrichir l'atmosphère d'émanations radio-actives.

Le bilan total de l'hororadioactivité serait donc la somme des hororadioactivités de chaque source. Je me suis pourtant abstenu d'indiquer ce chiffre global. Je pense qu'il faut reviser et compléter l'inventaire de chaque station avant d'établir son bilan hororadioactif total.

Tout imparfait qu'il soit, je crois que de ce tableau se dégagent quelques enseignements.

Tout d'abord, le tableau indique directement les quantités absolues de divers gaz, ordinaires et rares, lancés dans l'atmosphère de la station dans l'espace d'une heure.

Ensuite, on remarque que certaines sources réputées à ce point peu radioactives que non seulement on croyait devoir ne pas tenir compte de leur radioactivité, mais encore dont on acceptait la non-radioactivité comme caractéristique, sont en réalité de vrais déversoirs de gaz radioactifs qui, grâce à leur énorme débit, alimentent sans cesse l'air autour des buvettes, autour des baignoires et, par diffusion, l'atmosphère entière de la station de quantités d'émanation dont le total, *dans l'unité du temps,* dépasse de beaucoup la valeur radioactive la plus élevée des sources classées jusqu'ici parmi les plus radioactives.

Voyez, par exemple, Vichy, avec sa radioactivité relative très faible. Le grand débit gazeux fait de Vichy une des stations les plus radioactives, tandis que les stations à gros chiffre de radioactivité relative, mais à faible débit gazeux, n'enrichissent l'atmosphère que de petites quantités d'émanations radio-actives.

Je ne connais pas encore le chiffre du débit gazeux des diverses sources de Luchon, dont la radioactivité relative est élevée, et je ne puis encore juger de leur hororadioactivité.

De même, il me manque des documents précis sur le débit gazeux des stations telles que La Bourboule, Royat, le Mont-Dore et autres, dont l'hororadioactivité me paraît être très élevée, en dépit de leur rôle effacé dans les tableaux actuels.

Je m'attacherai à combler ces vides et je serai très reconnaissant à tous ceux qui pourraient m'apporter des documents relatifs au sujet que j'ai l'honneur d'exposer devant vous.

Il me semble que cette nouvelle manière d'envisager la valeur numérique des dégagements gazeux au point de vue des modifications plus ou moins profondes qu'ils produisent dans l'air des stations thermales, selon le degré de leur *hororadioactivité*, ne sera pas sans intérêt pour tous ceux qui ont à cœur de mieux connaître le pourquoi mystérieux de l'action thérapeutique des sources minérales.

Issoudun. — Imp. H. GAIGNAULT, 15, rue Victor-Hugo.

www.ingramcontent.com/pod-product-compliance
Ingram Content Group UK Ltd.
Pitfield, Milton Keynes, MK11 3LW, UK
UKHW021055120726
13693UKWH00006B/2651